读经典　学养生

YANG
SHENG
MI
ZHI

养生秘旨

清——马齐　著

中国医药科技出版社

主　编　刘丹彤　张小勇

内容提要

本书共 45 篇，主要论述养生之道，认为精、气、神三者为身体的核心，主要集录了历代关于养生、导引、气功等方面的铭言、歌诀和有关论述，方法叙述详尽，道理阐释明晰，儒道佛三家之学兼而有之，加上名家注译，是现代读者阅读中医经典、领悟养生文化精髓的优质普及读本。

图书在版编目（CIP）数据

养生秘旨 /（清）马齐著；刘丹彤，张小勇主编. — 北京：中国医药科技出版社，2017.7
（读经典 学养生）
ISBN 978-7-5067-9167-0

Ⅰ. ①养… Ⅱ. ①马… ②刘… ③张… Ⅲ. ①养生（中医）–基本知识 Ⅳ. ①R212

中国版本图书馆CIP数据核字(2017)第054197号

养生秘旨

美术编辑 陈君杞
版式设计 大隐设计

出版 中国医药科技出版社
地址 北京市海淀区文慧园北路甲 22 号
邮编 100082
电话 发行：010-62227427 邮购：010-62236938
网址 www.cmstp.com
规格 787×1092mm $\frac{1}{32}$
印张 5 $\frac{1}{4}$
字数 68 千字
版次 2017 年 7 月第 1 版
印次 2024 年 4 月第 3 次印刷
印刷 北京侨友印刷有限公司
经销 全国各地新华书店
书号 ISBN 978-7-5067-9167-0
定价 16.00 元

丛书编委会

本书编委会

主　编
刘丹彤　张小勇

副主编
陈子杰　白俊杰　牛逸群

出版者的话

　　中医养生学有着悠久的历史和丰富的内涵，是中华优秀文化的重要组成部分。随着人们物质文化生活水平的不断提高，广大民众越来越重视健康，越来越希望从中医养生文化中汲取对现实有帮助的营养。但中医学知识浩如烟海、博大精深，普通民众不知从何入手。为推广普及中医养生文化，系统挖掘整理中医养生典籍，我社精心策划了这套"读经典 学养生"丛书，从浩瀚的中医古籍中撷取20种有代表性、有影响、有价值的精品，希望能满足广大读者对养生、保健、益寿方面知识的需求和渴望。

　　为保证丛书质量，本次整理突出了以下特点：①力求原文准确，每种古籍均遴选精善底本，加以严谨校勘，为读者提供准确的原文；②每本书都撰写编写说明，介绍原著作者情况，该书主要内容、阅读价值及其版本情况；③正文按段落注释疑难字词、中医术语和各种文化常识，便于现代读者阅读理解；④每本书都配有精美插图，让读者在愉悦的审美体验中品读中医养生文化。

　　需要提醒广大读者的是，对古代养生著作中的内容我们也要有去粗取精、去伪存真的辩证认识。"读经典 学养生"丛书涉及大量的调养方剂和食疗方，其主要体现的是作者在当时历史条件下的养生方法，而中医讲究辨证论治、因人而异，因此，读者切不可盲目照搬，一定要咨询医生针对个体情况进行调养。

　　中医养生文化博大精深，中国医药科技出版社作为中央级专业出版社，愿以丰富的出版资源为普及中医药文化、提高民众健康素养尽一份社会责任，在此过程中，我们也期待读者诸君的帮助和指点。

中国医药科技出版社

2017 年 3 月

总序

养生（又称摄生、道生）一词最早见于《庄子》内篇。所谓生，就是生命、生存、生长之意；所谓养，即保养、调养、培养、补养、护养之意。养生就是根据生命发展的规律，通过养精神、调饮食、练形体、慎房事、适寒温等方法颐养身心、增强体质、预防疾病、保养身体，以达到延年益寿的目的。纵观历史，有很多养生经典著作及专论对于今天学习并普及中医养生知识，提升人民生活质量有着重要作用，值得进一步推广。

中医养生，源远流长，如成书于西汉中后期我国现存最早的医学典籍《黄帝内经》，把养生的理论和方法叫作"养生之道"。又如《素问·上古天真论》云："上古之人，其知道者，法于阴阳，和于术数，食饮有节，起居有常，不妄作劳，故能形与神俱，而尽终其天年，度百岁乃去。"此处的"道"，就是养生之道。

需要强调的是，能否健康长寿，不仅在于能否懂得养生之道，更为重要的是能否把养生之道贯彻应用到日常生活中去。

此后，历代养生家根据各自的实践，对于"养生之道"都有着深刻的体会，如唐代孙思邈精通道、佛之学，广集医、道、儒、佛诸家养生之说，并结合自己多年丰富的实践经验，在《千金要方》《千金翼方》两书中记载了大量的养生内容，其中既有"道林养性""房中补益""食养"等道家养生之说，也有"天竺国按摩法"等佛家养生功法。这些不仅丰富了养生内容，也使得诸家传统养生法得以流传于世，在我国养生发展史上，具有承前启后的作用。

宋金元时期，中医养生理论和养生方法日益丰富发展，出现了众多的养生专著，如宋代陈直撰《养老奉亲书》，元代邹铉在此书的基础上继增三卷，更名为《寿亲养老新书》，其特别强调了老年人的起居护理，指出老年之人，体力衰弱，动作多有不便，故对其起居作息、行动坐卧，都须合理安排，应当处处为老人提供便利条件，细心护养。在药物调治方面，老年人气色已衰，精神减耗，所以不能像对待年轻人那样施用峻猛方药。其他诸如周守忠的《养

2

生类纂》、李鹏飞的《三元参赞延寿书》、王珪的《泰定养生主论》等，也均为养生学的发展做出了不同程度的贡献。

明清之际，先后出现了很多著名养生学家和专著，进一步丰富和完善了中医养生学的内容，如明代高濂的《遵生八笺》从气功角度提出了养心坐功法、养肝坐功法、养脾坐功法、养肺坐功法、养肾坐功法，又对心神调养、四时调摄、起居安乐、饮馔服食及药物保健等方面做了详细论述，极大丰富了调养五脏学说。清代尤乘在总结前人经验的基础上编著《寿世青编》一书，在调神、饮食、保精等方面提出了养心说、养肝说、养脾说、养肺说、养肾说，为五脏调养的完善做出了一定贡献。在这一时期，中医养生保健专著的撰辑和出版是养生学史的鼎盛时期，全面地发展了养生方法，使其更加具体实用。

综上所述，在中医理论指导下，先哲们的养生之道在静神、动形、固精、调气、食养及药饵等方面各有侧重，各有所长，从不同角度阐述了养生理论和方法，丰富了养生学的内容，强调形神共养、协调阴阳、顺应自然、饮食调养、谨慎起居、和调脏腑、通畅经络、节欲保精、益气调息、动静适宜等，使养生活动有章可循、有法可依。例如，饮食养生强调食养、食节、食忌、食禁等；药物保健则注意药养、药治、药忌、药禁等；传统的运动养生更是功种繁多，如动功有太极拳、八段锦、易筋经、五禽戏、保健功等，静功有放松功、内养功、强壮功、意气功、真气运行法等，动静结合功有空劲功、形神桩等。无论选学哪种功法，只要练功得法，持之以恒，都可收到健身防病、益寿延年之效。针灸、按摩、推拿、拔火罐等，也都方便易行，效果显著。诸如此类的方法不仅深受我国人民喜爱，而且远传世界各地，为全人类的保健事业做出了应有的贡献。

本套丛书选取了中医药学发展史上著名的养生专论或专著，加以句读和注解，其中节选的有《黄帝内经》《备急千金要方》《千金翼方》《闲情偶寄》《遵生八笺》《福寿丹书》，全选的有《摄生消息论》《修龄要指》《摄生三要》《老老恒言》《寿亲养老新书》《养生类要》《养生类纂》《养生秘旨》《养性延命录》《饮食须知》《寿世青编》《养生三要》《寿世传真》《食疗本草》。可以说，以上这些著作基本覆盖了中医养生学的内容，通过阅读，读者可以在品味古人养生精华的同时，培养适合自己的养生理念与方法。

当然，由于这些古代著作成书年代所限，其中难免有些糟粕或者不合时宜之处，还望读者甄别并正确对待。

翟双庆

2017 年 3 月

编写说明

　　《养生秘旨》成书于光绪十九年(1893年)。无序、无跋、无目录，计其标题而分篇，共45篇。主要论述养生之道，认为精、气、神三者为身体的核心，其内容或为炼功修身之道，或为导引健身之术，或为按摩却病之法，或为养生调摄之说，方法叙述详尽，道理阐释明晰，儒道佛三家之学兼而有之，实属难得的珍贵资料。

　　本书中所采取的版本为中医古籍出版社珍本医籍丛刊系列《陆地仙经》所附之《养生秘旨》，卷末记有"光绪十九年手录"。据卷首及卷终所印"贻仁堂"三字篆刻印章，《中医图书联合目录》记作"贻仁堂抄本"，卷终另有"浴芾"二字篆印，书藏中国中医研究院图书馆，为无框抄本。此书未见刊行，也未见其他传抄本。书中主要集录了历代关于养生、导

1

引、气功等方面的铭言、歌诀和有关论述，具体如孙真人卫生歌、可惜歌、长生歌、青天歌、养生铭、却病十法、病有十不治、长生在惜精论、前修格言、修行始事、产药川源论、精气神论、仙师六字治病诀、神水滋养法、天机潮候、八段导引法、丹阳祖师回阳固本十六锭金诀、积气生精、炼精化气、仙师口诀、日用经、固精法、运气法、健脾胃法、翻江倒海法、泻命门大法、擦肾腧治频诩法、擦涌泉穴令腰轻快法、睡诀、固手指诀、固齿诀、舌诀、坐诀、眼诀、漱唾诀、抚摩诀、摆身诀、运手诀、运足诀、去汗诀、暖丹田诀、三不动诀、三满诀、四大忌、四少记、洗眼方等，对于养生保健经验有很多总结。

　　《养生秘旨》保留了今天已很难见到的一些珍贵文献，其中部分有关气功功理、功法的论述颇为精辟，对指导练功、防止出偏很有参考意义；但由于本书主要集录历代与养生相关的铭言、歌诀等，有的内容成书较早，有的内容认识片面的说法，望读者阅读时采取扬弃的态度，方能从中获益。本书分为原文与注释两部分，文中的难字、僻字、异读字均标注现代汉语拼音。异体字、通假字、避讳字、疑难字词及中医学上比较晦涩难懂的名词术语，首次在文中出现者都一一予以详解。注释评析中的不当之处，敬请读者批评指正。

编者
2017 年 3 月

目录

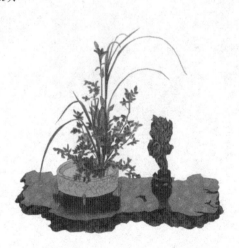

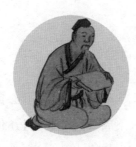

天地之间人为贵，头象①天兮足象地，

父母遗体②宜宝之，"洪范"③五福④寿为最。

注

①象：通"相"。

②父母遗（wèi）体：父母给予的身体。

③洪范：此处指《尚书·洪范》。

④五福：一曰寿，二曰富，三曰康宁，四曰攸好德，
五曰考终命。此五福代表五个吉祥的祝福：寿比
南山，恭喜发财，健康安宁，品德高尚，善始善终。

读经典学养生

养生秘旨

YANG
SHENG
MI
ZHI

卫生歌 孙真人

卫生且要知三戒，大怒大欲并大醉，
三者若还有一焉①，须防损失真元气。

注

①焉：语气词。

欲求长生须戒性，火不发兮心自定，
木能去火不成灰，人能戒性还延命。
贪欲无穷忘却精，用心不已失元神，
劳形散却中和①气，更仗何因保此身。

注

①中和：中正平和。

心若太费费则竭，形若太劳劳则怯①，
神若太伤伤则虚，气若太损损则绝。

注

①怯：虚弱。

世人欲识卫生道，喜乐有常嗔怒^①少，
心诚意正思虑除，顺理修身去烦恼。

注

①嗔怒：恼怒，生气。

春嘘^①明目夏呵^①心，秋呬^①冬吹^①肺肾宁，
四季常呼^①脾化食^②，三焦嘻^①出热难停。

注

①嘘、呵、呬、吹、呼、嘻：叹息、呵斥、喘息、
　合拢嘴唇用力出气、往外出气与"吸"相对、叹息。
②化食：消化食物。

发宜多梳气宜炼，齿宜数^①叩津宜咽，
子欲不死修昆仑^②，双手揩摩^③常在面。

注

①数：多次。
②昆仑：道家用语，指头脑。

③揩摩：拭抹，擦拭。

春月少酸宜食甘，冬月宜苦不宜咸，

夏日增辛宜减苦，秋来辛减略加酸，

季月①少咸甘略戒，自然五脏保平安。

若能全减身康健，滋味能调无病难。

注

①季月：指每季的最后一个月，即农历三、六、九、十二月。

春寒莫放绵衣薄，夏月汗多宜换着，

秋冬觉冷便加添，莫待病生才服药。

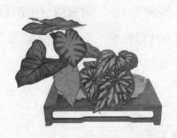

唯有夏月难调理，伏阴①在内忌冰水，

瓜桃生冷宜少餐，免至秋来成疟痢②。

注

①伏阴：伏藏在体内的阴寒之气。

②疟痢：一种疾病，表现为下利不止、寒热往来。

心旺肾衰色宜避，养肾固精当节制，

常令肾实不虚空，自然强健无忧虑。

大饱伤脾饥伤胃，大渴伤血多伤气，

饥餐渴饮莫太过，免致膨脝①伤心肺。

注

①膨脝：指腹部膨大。

醉后强饮饱强食，未有此身不生疾，

人资①饮食以养生，去其甚②者自安适。

注

①资：凭借。

②甚：过分。

食后徐行百步多，平摩脐腹食消磨。

夜半灵根①灌清水②，丹田③浊气切须呵。

卫生歌 孙真人

注

①灵根：指舌根，或借指身体。

②清水：此处指津液。

③丹田：指人体脐下一寸半或三寸的地方。

饮酒可以陶①情性，剧饮过多防百病。

注

①陶：陶冶。

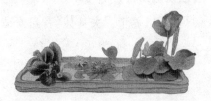

肺为华盖^①倘受伤，咳嗽劳神能损命。

注

①华盖：原指帝王或贵官车上的伞盖，此处指肺在心之上如华盖。

慎勿将盐来点茶^①，分明引贼入人家。

注

①点茶：一种煮茶方法。

下焦^①虚冷令人瘦，伤肾伤脾防病加。

注

①下焦：中医学名词，指下腹腔自胃下口至二阴部分。

坐卧防风来脑后，脑后受风人不寿^①，
更兼醉饱卧风中，风入五内成灾咎^②。

养生秘旨
读经典 学养生

YANG
SHENG
MI
ZHI

孙真人
卫生歌

注

①不寿：短寿。

②灾咎（jiù）：祸殃。

　　雁有序兮犬有义，黑鲤朝北知臣礼①，
　　人无礼义反食之，天地神明终不喜。

注

①雁、犬、鲤：为道家三厌，修道者忌食。

　　养体须当节五辛①，五辛不节反伤身，
　　莫教引动虚阳发，精竭荣枯病渐侵。

注

①五辛：指五种有辛味之蔬菜。五辛者，一葱、二薤、
　　三韭、四蒜、五兴蕖。

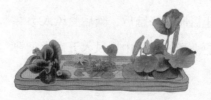

8

不问①在家并在外，若遇迅雷②风雨大，
急宜端肃③畏天威，静坐澄心④须谨戒。

注

①不问：不管。
②迅雷：疾雷。
③端肃：端正严肃。
④澄心：静心。

恩爱牵缠不自由，利名萦绊①几时休，
放宽些子留余福，免致中年早白头。

注

①萦绊：牵缠。

顶天立地非容易，饱食暖衣宁不愧，
思量难报罔极①恩，晨夕焚香频忏悔。

注

①罔极：无穷尽。

9

读经典学养生

养生秘旨

YANG
SHENG
MI
ZHI

卫生歌 孙真人

身安寿永福如何，胸次平夷积善多，
惜命惜身兼惜气，请君熟玩卫生歌。

注

①夷：平和，平易。

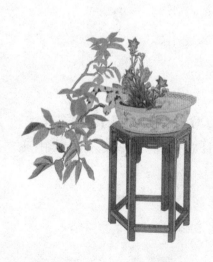

可惜歌

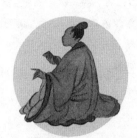

可惜许，可惜许，可惜元阳①宫里生，一点既出颜色枯，百神泣送真阳②去。

①元阳：中医学谓人体阳气的根本。

②真阳：又称"肾阳""元阳"。

三魂①喜，七魄②无，血败气衰将何补，弄元真物③属他人，赤宅④元君谁做主？

注

①三魂：道家谓人有三魂，一曰爽灵、二曰胎光、
　　三曰幽精。
②七魄：道家谓人有七魄，各有名目。第一魄名尸
　　狗，第二魄名伏矢，第三魄名雀阴，第四魄名吞贼，
　　第五魄名非毒，第六魄名除秽，第七魄名臭肺。
③真物：指真精。
④赤宅：脸的别称。

可惜歌

　　劝世人，须慕道，休慕色，慕色贪淫有何
益？不念形骸积渐枯，逢人强说丹砂力。

　　丹砂力，人不识，谁人肯向身中觅，灵源
经里号真铅，丹华诀内名金液。

　　三茅真君①唤作一，子得一时万事毕，圣
人秘一不能传，不晓分明暗如漆②。

注

①三茅真君：又称三茅君。道教茅山派创教祖师。
②漆：黑。

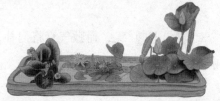

12

一神去，百神离，百神去后人不知，几度欲说不欲说，临时一点泄天机。

一神离，百神悲，日后形悴①却如痴，我今念念②说向汝，说时又恐泄天机。

①形悴：面容憔悴。
②念念：引申为一心一意。

男子修成不漏精，女子修成不漏经，精不漏兮身不朽，经不漏兮可长生。

若晓此玄玄外法，便是长生物外①人。

①外：谓超越世间事物，而达于绝对之境界。

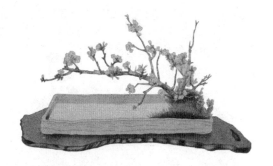

长生歌

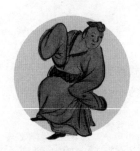

与君直说长生理，世上能有几人知。

争名逐利心如火，那个回头问道机。

哀哉①忙忙世上人，个个不醒似梦里。

夜眠昼走岂知老，贪恋荣华秋复春。

注

① 哀哉：表示悲伤或痛惜的感叹词。

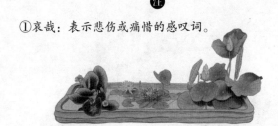

读经典学养生

养生秘旨

YANG
SHENG
MI
ZHI

长生歌

秋复春兮去如飞，不学长生待几时。

长生有路无人走，只在眼前人不知。

君不知兮为君指，还丹①大要在神水②。

真人炼就结成铅，真铅结汞龙凤髓③。

①还丹：仙丹。

②神水：有神奇功效的灵水。

③龙凤髓：高贵的珍稀的血统。

腻如膏，白如雪，神仙留下真秘诀。

炼归元海号还丹，万神灵兮三尸①灭。

注

①三尸：道家称在人体内作祟的神有三，叫"三尸"
或"三尸神"，每于庚申日向天帝呈奏人的过恶。

三尸灭兮寿数多，把定灵关①降龙虎。

三千功行自能灵，返老还童归洞府。

15

养生秘旨

读经典 学养生

YANG
SHENG
MI
ZHI

长生歌

注

①灵关：道教语，指仙界的关门。

运匹配，逆顺取，坎男离女①喜同归。

注

①坎男离女：坎男，内丹家谓为人体内部的阴精；
　　离女，内丹家谓为人体内部的阳气。

自古神仙诀尽同，人人认取本来宗。
朝朝只在君家舍，何劳外觅走西东。

劝君急急早须修，莫待红颜变白头。
忽然至宝①离身去，永劫千生何处求。

注

①宝：指真精。

青天歌

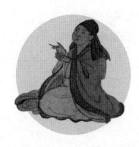

读经典 学养生
养生秘旨
YANG
SHENG
MI
ZHI

青天歌

青天莫起浮云障，云起青天遮万象，
万象森罗镇百邪，光明不显邪魔旺。
我初开廓①天地清，万户千门歌太平，
有时一片黑云起，九窍百骸俱不宁。

注

①廓：开拓，扩展。

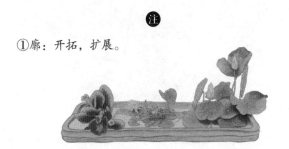

是以长教慧风^①烈，三界十方^②飘荡彻，

云散虚空体自真，自然现出家家月。

注

①慧风：柔和的风。

②三界十方：三界是指欲界、色界、无色界。十方
　是指东、西、南、北、东南、西南、东北、西北、
　上、下。

月下方堪把笛吹，一声响亮振华夷^①，

惊起东方玉童子，倒骑白鹿如星驰。

注

①华夷：汉族与少数民族。

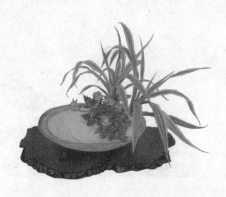

逡巡①别转一般乐，也非笙兮也非角，

三尺云墩十二徽②，历劫年中混元斫③。

①逡（qūn）巡：徘徊不前或退却。

②徽：代指音律。

③斫：指斧子。

玉韵琅琅①绝郑音②，轻清偏贯达人心，

我从一得鬼神辅，入地上天超古今。

①琅琅：象声词，形容金石撞击的声音、响亮的读
书声音等。

②郑音：本指春秋时郑国的音乐，后多指俗乐。

纵横自在无拘束，心不贪荣身不辱，

闲唱壶中白雪歌，静调世外阳春曲①。

①白雪歌、阳春曲：阳春白雪，泛指高深的、不通
俗的文学艺术。

我家此曲皆自然，管无孔兮琴无弦，

得来惊觉浮生梦，昼夜清音漏洞天。

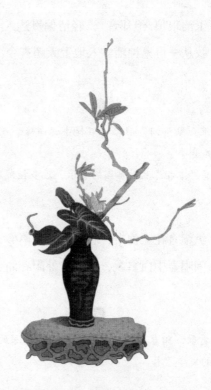

养生铭

读经典 学养生

养生秘旨

YANG
SHENG
MI
ZHI

养生铭

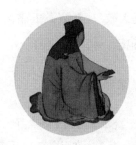

怒甚偏伤气，思多太损神。

神疲心易役①，气弱病来侵。

注

①役：劳累。

勿使悲欢极，常令饮食均。

再三防夜醉，第一戒晨嗔①。

养生秘旨

读经典 学养生

YANG
SHENG
MI
ZHI

养生铭

注

①嗔：生气。

亥①寝鸣天鼓②，晨兴漱玉津，

妖神难犯己，精气自全身。

注

①亥：表时间，晚上九点到十一点。

②鸣天鼓：两手掩耳，即以第二指压中指上，用第
二指弹脑后两骨做响声，谓之鸣天鼓（可去风池
邪气）。

若要无诸病，常当节五辛①。

安神宜悦乐，惜气保和纯。

注

①五辛：五种辛味的蔬菜，也称五荤。

寿夭休论命，修行在本人。

若能遵此理，平地可朝真①。

注

①真：道教谓朝见真人。

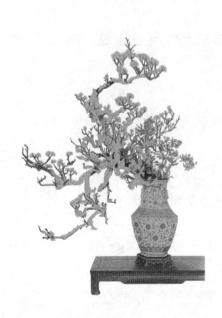

养生秘旨
读经典 学养生

YANG
SHENG
MI
ZHI

却病十法

却病十法

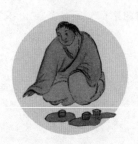

静坐观空，觉四大①原从假合，一也。

①四大：道家以道、天、地、人为四大。

烦恼现前①，以死譬②之，二也。

①现前：眼前。

②譬：譬喻，比喻。

常将不如吾者强自宽解①，三也。

注

①宽解：宽慰，解除忧愁。

造物劳我以形，遇病稍闲反生庆幸，四也。
宿业①现逢不可逃避，欢喜领受，五也。

注

①宿业：前世的善恶因缘，旧业。

家室和睦，无交谪①之言，六也。

注

①交谪：互相埋怨。

众生各有病根，常自观察克治①，七也。

养生秘旨
读经典 学养生

YANG
SHENG
MI
ZHI

却病十法

注

①克治：克制私欲邪念。

风露谨防，嗜欲淡泊，八也。

饮食宁节毋多，起居务适毋强，九也。

觅高明亲友，讲开怀出世之谈，十也。

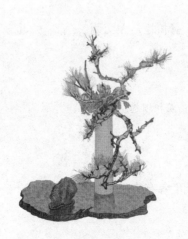

病有十不治

养生秘旨

读经典学养生

YANG
SHENG
MI
ZHI

病有十不治

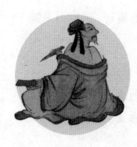

操欲慆^①淫，不自珍重，一也。

①慆（tāo）：用同"叨"，意为贪。

窘苦拘囚，无潇洒之趣，二也。

怨天尤人，广生烦恼，三也。

今日预愁明日，一年常计百年，四也。

室人噪聒^①，耳目尽成荆棘，五也。

养生秘旨

读经典 学养生

养生秘旨

YANG
SHENG
MI
ZHI

病有十不治

注

①噪聒：嘈杂。

听信师巫祷赛①，广行杀戮②，六也。

注

①祷赛：祈神报赛。
②杀戮：大量杀害，屠戮。

寝兴①不适，饮食无度，七也。

注

①寝兴：睡下和起床，泛指日夜或起居。

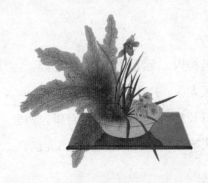

讳疾忌医，使虚实寒热妄投，八也。

多服汤药而涤[1]肠胃，元气渐耗，九也。

注

①涤：洗。

以死为苦，与六亲眷属常生难割舍之想，十也。

众生诸苦，病居第一。

愚者以苦生苦，如蚕作茧；智者于苦灭苦，如鸟脱笼。

余悲众生障[1]深，难即解脱，书之以作方便法门[2]耳。

注

①障：佛教语，谓妨碍修行正果的罪业，比喻人的罪孽。

②门：佛教用语，原指修行者入道的门径，今泛指修德、治学或做事的途径。

长生
在惜精论

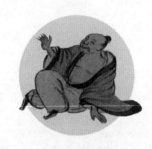

钟离师曰：长生不死由人做。长生亦有道乎？

昔箕子序六极曰：凶短折。则知人之不能永年①者，亦自戕②其生也。譬诸草木方长，从而折之，鲜③有能畅茂者矣。

①永年：长寿。

②自戕（qiāng）：自我伤害。

③鲜：少。

养生秘旨

读经典学养生

YANG
SHENG
MI
ZHI

在惜精
长生论

盖人身三宝曰精气神者，人谓修丹须断淫欲，养生者当以此为第一义也。

或曰：炼精者，炼元精，非交感①之精，岂在淫欲之断乎？不知元精与淫佚②之精本非二物，凡人未交感时，身中无处有精。

注

①交感：性交。
②淫佚：同"淫泆"，淫荡之意。

《内经》云：肾为精府。又云：五脏各有脏精，并无停泊之所。

盖此时精皆涵于元气之中，未成形质，唯男女交感，此气化而为精，自泥丸①顺脊而下，至膀胱外肾而施泄。

①泥丸：道教语。脑神的别名。

则此精即为渣滓①之物，而曰交感之精矣。

养生秘旨

读经典 学养生

YANG
SHENG
MI
ZHI

在惜精论
长生

注

①渣滓：精选提炼后的残渣。

是其生于真一①之中，则为元精；漏于交感之中，则为淫欲。

注

①真一：道教名词。本指保持本性，自然无为。后多用以指养生的方法。

其为元气则一也。是以修仙家只留得精住，则根本壮盛，生气①日茂。

注

①生气：活力。

若欲心不息，灵根不固，此精日耗，元气日少，渐渐竭尽而死矣。

乃世人于交感时，手按尾闾①，闭其淫佚之精，谓之留精不泄。不知留精者，当留于未成形质之先。

注

①尾闾：经穴名，长强穴别称，位于尾骨尖与肛门中点。

若俟①其成质而后止之，则此精已离肾府，而神气已去。

注

①俟：等待。

使败秽①之物积于腰肾之间，致酿成奇癖②之疾，何其愚哉？

注

①败秽：腐败污秽。
②癖：潜匿在两胁间的积块。

而盲师^①又诳^②之曰：宜引此精自尾闾夹脊双关而止，乃为返精补脑，名泥水金丹。

注

①盲师：算命的盲人。
②诳：欺骗，瞒哄。

噫！是杀人而不操刃者也，能逃天谴^①乎？

注

①天谴：上天的责罚。

然则人之欲留精者，必于平时清心纯念上做工夫始得。

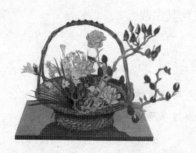

读经典 学养生

养生秘旨

YANG
SHENG
MI
ZHI

前修格言

前修格言

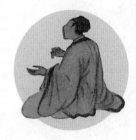

《太上玄镜》曰：纯阳上升者谓之气，纯阴下降者谓之液，气液相交于骨脉之间谓之髓，相交于膀胱之外谓之精。

心气在肝，肝精不固，目眩[1]无光；

注

①目眩：眼花。

读经典　学养生

养生秘旨

YANG
SHENG
MI
ZHI

前修格言

心气在肺，肺精不固，肌肉瘦弱；

心气在肾，肾精不固，神气减少；

心气在脾，脾精不固，齿发浮落。

五脏之中，肾为精枢[1]，心为气管，真精在肾，余精自还。

注

[1]枢：重要的或中心的部分，起决定性作用的部分。

下曰：真气在心，余气自归元府[1]。

注

[1]元府：中医学名词，即汗毛孔。

吕祖师曰：精养灵根气养神，此真真外更无真，神仙不肯分明说，迷了千千万万人。

又曰：二八[1]佳人体似酥[2]，腰间佩剑斩愚夫，虽然不见人头落，暗里教君骨髓枯。

读经典学养生

养生秘旨

YANG
SHENG
MI
ZHI

前修格言

注

①二八：即十六岁。

②酥：柔腻松软。

彭祖曰：可惜可惜真可惜，自家有宝人不识，将来送于粉骷髅①，却向人间买秋石②。

注

①粉骷髅：对美貌妇女的轻蔑之词，意谓姣好容颜不过敷粉骷髅而已。

②秋石：一种药物的名称。

又仙真曰：尾闾不禁沧海竭，九转神丹都谩说①，总有斑龙②顶上珠，难补玉堂③关下阙。

注

①谩说：休说。

②斑龙：传说中为仙人驾车的彩龙。

③玉堂：玉饰的殿堂。亦为宫殿的美称。

寥阳师曰：夫人身中元气，日日发生，只为不知保养，故被二邪侵削。

何为二邪？风寒暑湿之邪，喜怒哀乐之邪，日夜攻伐①，所以元气耗竭，遂至于亡。

注

①攻伐：指二邪对身体有损，犹如攻打讨伐。

真人知道，保命在留得元气住，故敢人升元精、保元气，合做一处，至坚至固，不耗不散，禁得二邪侵伐，然后能长生久视①。

注

①长生久视：形容长寿。

施肩吾曰：气是添年①药，心为使气神，能知行气主，便可作仙人。

注

①添年：延续年寿。

谭紫霄曰：神犹母也，气犹子也，以神及气，如以母召子，孰^①敢不至？

①孰：谁。

刘赤脚曰：神气自然，如子母相爱，只为尘情相隔，不能相见，若去了一分尘情，即有一分升降。

李清庵曰：心归虚寂^①，身入无为^②，动静俱忘，到这里精自化气，气自然化神，神自然还虚。

①虚寂：犹清静；虚无寂静。

②无为：道家思想，指要依天命，顺其自然，没必要有所作为。

养生秘旨

读经典 学养生

YANG
SHENG
MI
ZHI

前修格言

丘长春曰：修行须要三全。戒思虑，神全；戒言语，气全；戒色欲，精全。又要三满：神满，不思睡；气满，不思食；精满，不思欲。

或问：前修^①格言既闻命矣，下手之工夫若何？

注

①前修：犹前贤。

曰：顾人之用力何如耳。吾之所以谆谆^①于惜精者，盖以色心易动，欲火难禁，情念一兴，精离肾府。

注

①谆谆：耐心引导，恳切教诲的样子。

或随溺^①而出，或流溢于外，岂必交感^②而后泄哉？

①溺：尿。

　　故曰：有感于中，必摇^①其精。此古人避色如避仇之说也。

①摇：动摇。

　　是当于欲动之时，急转念头，即行调息^①之法，呼接天根，吸接地根，内有所事，则欲亦可回。

①调息：调节呼吸。

　　始虽强制，久则自然。
　　如纵其淫泄，则百媚红颜，断送万万千千

41

养生秘旨

读经典 学养生

YANG
SHENG
MI
ZHI

前修格言

少年性命；一堆黄土，埋藏多多少少盖世英雄。

兴言及此，宁不寒心？是以圣贤专为后嗣①计，自有天然之节制，何也？

注

①后嗣：后代。

男子十六而精通，二十以前两日复①，三十以后十日复，四十以后月复，五十以后三月复，六十以后七月复，故曰六十闭户，乃时加爱养，以为寿命之本也。

注

①复：重复，重来。

否则，虽勤吐纳导引①服饵药石②何益哉？唯能保守此精，则气壮神全，长生可渐致矣。

注

①吐纳导引：吐纳属气功中的炼气技法，导引是我
　国古代的呼吸运动（导）与肢体运动（引）相结
　合的一种养生术。
②饵药石：服药。

　　或曰：人有一饮而倾①四坐，日拥侠邪②
二八以为乐，乃年老而未艾③。

注

①倾：倾倒。
②侠邪：引申指不正派、邪恶。
③未艾：未止。

　　有疏仪狄①，屏骊姬②，以二戒为竞③，竞④
未艾而艾⑤，此曷⑥以故？

注

①疏仪狄：仪狄，酒的代称。疏仪狄，少饮酒。
②屏骊姬：摒弃貌美的姬妾。
③竞：追逐的目标。
④竞：通"竟"，居然，竟然。

43

养生秘旨

读经典 学养生

YANG
SHENG
MI
ZHI

前修格言

⑤未艾而艾：艾，停止，死亡。未艾而艾，在不应
　去世的年纪去世，指早亡。

⑥曷：何，什么。

　　曰：是系于人之所禀^①不同耳，然鲜^②有不
伤于所恃^③者，唯能爱生可延生也。

注

①禀：禀赋。

②鲜：少。

③恃：依赖，仗着。

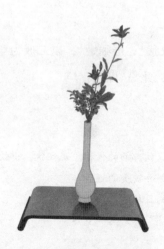

养生秘旨

读经典学养生

养生秘旨

YANG
SHENG
MI
ZHI

修行始事

修行始事

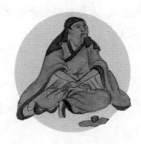

初学修行，当先认炉鼎[1]。

注

①炉鼎：炉灶与鼎，炼丹工具。

《九真玉书》曰：修丹者，先正其炉。炉者鼎之外垣[1]，身是也。

注

①外垣：外壁。

炉分八门，曰耳目口鼻，是为橐籥[1]。阖[2]辟之户既认明的，须理会安炉立鼎。

注

①橐籥（tuó yuè）：古之鼓风用之袋囊。
②阖：总共，总之。

慎起居，节饮食，调寒暑，少眠睡，收拾身心，惩忿窒欲[1]。

注

①惩忿窒欲：克制愤怒，抑制嗜欲。

惜精、惜气、惜神，使四大安和，神完[1]气足，则此身方成炉鼎，可为入药[2]之基矣。

注

①完：完全，饱满。
②入药：用作药物。

养生秘旨

读经典 学养生

YANG
SHENG
MI
ZHI

修行始事

然未敢遽①议行火。盖初入门之人，斫②丧既多。

①遽（jù）：突然。
②斫（zhuó）：损害，伤害。

此身是个虚器，大药①未生而行火候，则虚阳上攻②，适自焚其躯也。

①大药：道家的金丹。
②虚阳上功：阴精亏损，阳失所附而上犯。

须营静室，室不宜太明，太明则伤魂；不宜太暗，太暗则伤魄；室中只设一香炉，一灯檠①、一静几②、一禅榻而已。

注

①檠（qíng）：灯架。
②几：小或矮的桌子。

养生秘旨

读经典 学养生

养生秘旨

YANG
SHENG
MI
ZHI

须办肯心①，此事若非真为生死，鲜②不中道而辄③。

注

①肯心：称心。

②鲜：少。

③中道而辄：中途放弃。

故必立志坚刚，割舍不系，直前不回。

常观此身如牵牛入屠市，步步近死，既以死为念，则步步弃割，虽有境物纷华在前，目无所见，耳无所闻。

念念尽忘，此身亦舍，何况其他？纵遇患难，永无退心，必不以缘分浅、根气薄而自暴自弃①也。

养生秘旨

读经典 学养生

YANG
SHENG
MI
ZHI

修行始事

注

①自暴自弃：暴，糟蹋、损害；弃，鄙弃。自己瞧不起自己，甘于落后或堕落。

须屏①众缘，盖学道之人，第一要断缘简事②。

注

①屏：摒弃。
②简事：简化事务。

如内接家务，外综世事，不唯劳形役心，牵缠业障①，留恋人我，何时得了！必屏除之。

注

①业障：佛教指妨碍修行的罪恶。

所谓旧缘渐减，新缘莫结也。

养生秘旨

读经典 学养生

YANG
SHENG
MI
ZHI

修行始事

次学打坐①，须浓铺茵褥②，使身不苦③，解宽衣带，使气不滞，塞充④垂帘，正身端坐。

注

①打坐：原指僧道盘腿闭目而坐，使心入定。现也指闭目凝神而坐。

②浓铺茵褥：铺上厚的褥垫。

③苦：感觉难受。

④塞充：填塞充满。

耳对肩，眼对鼻，鼻对脐，坐毋倾侧，毋倚靠，要安舒，要自然。

息不可粗，不可促，不可闭，不可抑，出入往来，务令绵绵①。

注

①绵绵：微细，连续不断的样子。

不可着意①，念起即觉，觉之即无，所谓不怕念起，只怕觉迟。

注

①着意：刻意。

若能如此，自然四大①轻爽，即安乐法门也。

注

①四大：道家以道、天、地、人为四大。

然打坐最是难事，若内无静定工夫，不免束心太急，致生狂疾，如何坐得安稳？

昔有武人慕道，礼师以求打坐，师不许上蒲团①，令供薪水②之役。

①蒲团：指以蒲草编织而成的圆形、扁平的座垫。

②薪水：柴和水。借指生活必需品。

　　如是岁余，乞容一坐。师曰：此蒲团一上便不可下了，汝自思之。

　　因其固求，乃使之坐。坐未半时，求下甚急。

　　师令抬大石压其两腿，疼不可忍，大声曰：我以杀人为事①！旧性复发。师叱②而逐之。

注

①事：职业。

②叱：大声呵斥。

　　其人去而复返曰：事①师久矣，幸赐一诀。

注

①事：侍奉。

　　师曰：我适以石压汝足，汝觉疼乎？

52

曰：疼。

师曰：疼处就有道。其人遂大悟，安坐而成道。

今之学者，只舍不得这疼，倘真为生死事大。

若父子天亲如何可割？则思一日无常，子亦难代，身中自有真种子[1]在也。

注

[1]真种子：指本性、元神或者天心等。

夫妇恩情如何可割？则曰：夫妻本是同林鸟，大限[1]来时各一天。身中配偶何乐如。

注

[1]大限：迷信指寿数已尽，注定死亡的日期。

一切家中所有所用如何舍得？则曰：来时空手，去亦空拳，无常买得不来否也。

养生秘旨

读经典 学养生

YANG
SHENG
MI
ZHI

修行始事

参透①此间，忍得此疼，一刀两段，何道之不可成哉！

注

①参透：彻底领悟。

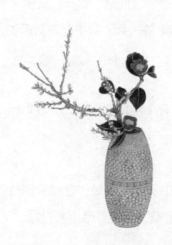

产药
川源论

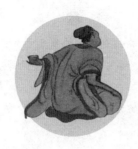

读经典学养生
养生秘旨

YANG
SHENG
MI
ZHI

产药川源论

元精^①生于肾，仙家借肾府为发生^②之地，不是用肾，乃向肾中作用。此肾为产药川源^③也。

注

①元精：指人体的精气。
②发生：萌发，滋长。
③川源：河川的源头，此处指源头。

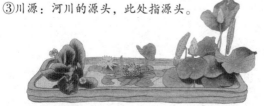

人或不知，即谓两肾中间别有一穴，真阳①伏藏于内，修丹但②用真火③，逼出这点真阳以为用耳。

注

①真阳：寓于命门之中，为先天之真火，是肾生理功能的动力，亦可说是人体热能的源泉。

②但：只，仅。

③真火：心中的火。比喻旺盛的生命力。

岂知身中所有，皆后天渣滓①之物，仙家不用。

注

①渣滓：杂质，糟粕。

若果有元气伏于一穴之内，亦是渣滓矣。

故经曰：水者，大丹①之根源也。天一生

水^②，其位在北，其卦为坎^③，乃吾身药物所产之处也。

①大丹：又称内丹，以人身三宝精气神作为药物，在体内修炼成丹。
②天一生水：源自远古时代对天象的观测，是为"河图"。
③坎：八卦之一，代表水。

夫元精生于肾，使非静翕^①则不能生，故作丹必心气下交于肾，肾含受^②而翕聚之，然后能成变化而生元精也。

①静翕（xī）：静指处于静态；翕指闭合。
②含受：接纳并吸收。

心气下交，只是凝神入气穴耳。凝者非凝聚也，夫神至灵至妙，潜^①天潜地，如何凝聚得？

养生秘旨

读经典学养生

YANG
SHENG
MI
ZHI

产药川源论

养生秘旨

读经典 学养生

YANG
SHENG
MI
ZHI

产药川源论

注

①潜：隐藏。

但息念而返神①，神返于心而不外驰，则气亦返于身，渐渐沉入于气穴②矣。

注

①返神：神内守或者神藏于心内。
②气穴：足少阴肾经的常用腧穴之一，出自于《针灸甲乙经》，别名胞门、子户。

气果有穴乎？葆真子曰：人之元阳真气，散于四肢百骸之间，为视听言动之用，岂有区区藏伏一穴之理？

若指一处而注想之，终必成疾，修丹者不可泥①于凝神入气穴之言也。

注

①泥：拘泥。

此金丹大道，唯借肾为发生之地，以其为气之会、故曰气海①；

注

①气海：经络穴位名。位于腹正中线脐下一寸五分处，属任脉经。

以其深而在下，故曰气穴；以其为金华所生，故曰华也。

作丹只要气沉到此处，非用魂注想①之谓也。

注

①注想：注望念想。

元太虚曰：凝神入气穴之法无他，只是收视返听、回光内照①而已。

养生秘旨

读养生经典学养生

YANG
SHENG
MI
ZHI

产药川源论

注

①回光内照：闭目内视。

夫回光内照，非执着所在而用意观照之也，不过静虚以返神于内。其实观无所观，照无所照，而亦未尝不观照①也。

注

①观照：用心光向心中看，向心中照。

下手①之功何如？诀曰：专处致柔，在乎忘情识②。

注

①下手：实践。
②情识：感情和意识。

忘情识之捷①，在乎心息相依。心息相依，则情识不期忘而自忘矣。

美

读 经 典 学 养 生

养 生 秘 旨

YANG
SHENG
MI
ZHI

产 药 川 源 论

①捷：捷径。

是息也，出入有声谓之纵①，出入不尽谓之滞，往来频促谓之喘。

①纵：放任，不拘束。

不纵不滞不喘，绵绵若存，用之不勤，庶①乎心息相依自然矣。

①庶：差不多。

然舍"调"之一字，其奚以？或上机①之士，但觉念起，即用调息，略照一照，无念即止，不可太着意也。

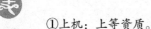

①上机：上等资质。

如以意照之，则累照者多矣，又须加一忘字。

盖忘与照一而二，二而一者也。

当忘之时，其心湛然①，未尝不照；当照之时，纤尘不染，未尝不忘，其忘乃真照也。

①湛然：安然的样子。

或有随照而昏散①者，因平日千思万虑，纷扰之甚，宅②无一主。

①昏散：神志不清，思维涣散。
②宅：住处，这里引申为心神。

养生秘旨

读经典 学养生

YANG
SHENG
MI
ZHI

产药川源论

一旦骤然收拾，把持不定，故随照随乱也。

治^①之如何？才觉妄动，即融^②妄归真，归之岂外于忘照这些工夫耶？

①治：处理。
②融：调和。

此正动静之机，神一出即收回之说尽矣。

使照之而不胜，不可强制，且去应事以遣^①之，亦不可随乱而流，俟^②其平和，即忘之照之也。

①遣：打发，送走。
②俟（sì）：等待。

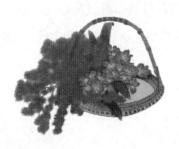

夫修炼至此，又岂有他术哉？只是采取先天之气，以为金丹[1]之丹也。

注

[1]金丹：古代方士炼金石为丹药，认为服之可以长生不老。

张紫阳曰：采者，采真铅于肾府；取者，取真汞于心田。

钟离师曰：肾中藏伏父母之真气，所谓铅也。铅中有真一之水[1]，曰铅中银。

注

[1]真一之水：道教名词，本指保持本性，自然无为。后多用以指养生的方法。

肾气传肝气，肝气传心气，心气自涵而为液，所谓砂也。液中有正阳之气[1]，曰砂里汞。

注

[1]正阳之气：纯阳之气。

读经典学养生

养生秘旨

YANG
SHENG
MI
ZHI

产药川源论

传行之时，以法制之，使肾气不走失，气中采取真一之水，心液不耗散，液中采取正阳之气。

盖不采而采，采而不采，不取而取，取而不取。陈虚白所谓身心不动为采药也。

至如火候①、药物，真火本无候，大药②不计斤。

①火候：炼丹时所用的火力大小和时间长短。
②大药：指高等的修炼。

白玉蟾师曰：心者，神也，神即火也，气即药也，以火炼药而成丹，即是以神驭①气而成道也。

①驭（yù）：驾驭，控制。

夫修炼而至于成道，则神气浑融[1]，婴儿[2]显象。

注

①浑融：浑合，融合。谓融会不显露。
②婴儿：道家指铅。

婴儿者，即我一灵真性，纯阳[1]不杂耳。

注

①纯阳：纯一的阳气。

白玉蟾师又曰：人但心中无心，念中无念，纯精纯气谓之纯阳。

仙家只是教人养神，因人迷溺嗜欲，不能一刀两段，故设为长生之说以诱之。

人贪长生乃肯去做，一心修炼养气，其实借炼精炼气以系此心，养得元神灵妙，非是元神之外，精气别结一个婴儿也。

然必静虚之极，无我之至，始得脱胎神化。

李清庵曰：身外有身，未为奇特，虚空粉碎，方是全真。旨哉^①！旨哉！

注

①旨哉：美好呀！

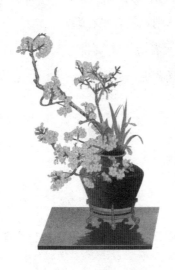

养生秘旨

读经典 学养生

YANG
SHENG
MI
ZHI

精气神论

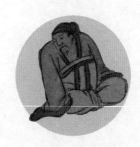

或问：紫阳师曰，炼气者，炼元气，非呼吸之气。然则元气恶乎在耶？

曰：元者混于杳冥恍惚[①]之中，而实不离于呼吸之气者也。

注

①杳冥恍惚：奥秘莫测，难以捉摸。

朱紫阳曰：天地只是一气，自今年冬至到

明年冬至，唯这一个呼吸，呼是阳，吸是阴。

玄同子曰：呼乃气之出，故属冬至之后，大则为天地一岁之呼吸，是以仙家千绪万端，譬喻①不过呼吸二字而已。

注

①譬喻：比喻，打比方。

问：人身一呼一吸谓之一息，而经言调真息，又言胎息，果呼吸之息欤①？

注

①欤（yú）：句末语气助词，表示疑问、感叹、反诘等语气。

曰：人身一日，一万三千五百呼，一万三千五百吸，一呼一吸，谓之一息。

《丹经》曰：天地呼吸于内，故长久。人能效天地呼吸于内，亦可与天地同其长久。

养生秘旨

读经典 学养生

YANG
SHENG
MI
ZHI

精气神论

但常人之息以喉，则元气亦随之而出耳。

且以调息①之法言之，盖调久则神愈凝，气愈微，久之又久，则鼻息全无呼吸，止有微息在脐上往来，与婴儿在母腹中一般，所以谓之胎息。

注

①调息：运用意识，通过调整呼吸使意气相合，以后天气换取先天气。

乃神气大定，自然而然，非有作为也。然此要在忘机绝念①做工夫，故曰：心定则息自调，静久则息自定。

注

①忘机绝念：忘掉智巧变诈的心计，断绝俗念。

修炼至于胎息①，而后气归元海②。气归元海而寿无穷矣。

注

①胎息：是一种心性与命所达到无念无为之表现。

②元海：指气海穴，即中丹田。

世有教人抑息①者，抑则勉强以制之，非自然之妙也。

注

①抑息：抑制呼吸。

《丹经》曰：服气①不伏气②，伏气非服气，服气不长生，长生须伏气。

注

①服气：又称"食气""行气"。指呼吸吐纳锻炼，以呼吸为主。

②伏气：指道家的吐纳修炼法。

盖服者如鱼吞水，入者即出，不能存也；伏者如猫捕鼠，使气不走泄，结而成丹即含光，

71

所谓内气不出，外气不入也。

或又问：紫阳师云炼神者，炼元神，非思虑之神。

二者果有异乎？曰：心也，性也，神也，一也。以其禀受于天，一点灵明谓之元神；后来为情识所移，则此汨没于其中，遂成思虑之神。

其实元神浑浑沦沦[①]，不亏不欠。人能回光返照，去其情识，则此思虑者，莫非元神之妙用矣。

注

①浑浑沦沦：不分明、浑然一片，或物之不可分。

或曰：精气神之在人也，均谓之宝，均所当重也。然紫阳师以神为君，以精为主。

夫人之有身，动静语默[①]，皆此气为之运用，是故气聚成形，气散则绝命，气独非人之本乎？

注

①动静语默：行走坐卧，一言一行。

曰：精神固非二物，神气原不相离，三者一以贯之①者也。

注

①一以贯之：用一个根本性的事理贯通事情的始末或全部的道理。

而元精①、元气②、元神③主宰于其间，自然相生而不穷耳。

故紫阳师云：元神见则元气生，元气生则元精产。

是以元精炼交感精，以元气炼呼吸气，以元神炼思虑神，二物混成，与道合真，自然元精固而交感之精不漏，元气住而呼吸之气不出，元神全而思虑之神不起。

修丹者，修此三者，故全也。

养生秘旨

读经典 学养生

YANG
SHENG
MI
ZHI

精气神论

注

①元精：人体的精气。

②元气：指人的精神，精气。

③元神：人生命活动的精髓。

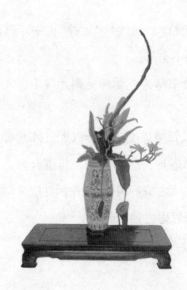

读经典学养生

养生秘旨

YANG
SHENG
MI
ZHI

仙师六字
治病诀

仙师六字治病诀

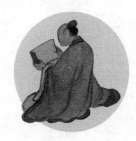

此诀治五脏六腑之病，即呵、呼、呬①、吹、嘻、嘘也。

注

①呬（xì）：嘘气，运气吐纳一法。

以呼而出脏腑之毒气，为泻，呼字。

以吸而探天地之清气，为补，吸字。

凡入室静坐，扣齿①，咽津，先念呵字治心，念毕即徐徐吸之，出多入少，俱勿令闻声。

注

①扣齿：敲击、敲打牙齿。

盖闻则气粗，反伤气也。如此六度①。倘口内有液，咽下一口亦可。

注

①度：量词，次，回。

次念呼字治脾，次念呬字治肺，次念嘘字治肝，次念嘻字治三焦，次念吹字治肾，悉如呵字法，各六度，是为三十六小周天①也。

注

①小周天：内气在体内沿任、督二脉循环一周，即内气从下丹田出发，经会阴，过肛门，沿脊椎督脉通尾闾、夹脊和玉枕三关，到头顶泥丸，再由两耳颊分道而下，会至舌尖（或至迎香，走鹊桥）。与任脉接，沿胸腹正中下还丹田。

又看何脏腑受病，如目病，即念嘘嘻二字，如前法各十八遍，总之为三十六，连前为七十二，谓之中周①也。

注

①中周：指中等的人体内的经络循环。

又依前法，念六次，各六度，是为三次三十六，合前共计一百单八，为大周①，曰百八诀也。

注

①大周：有体内体外之分。体内大周天是指全身经络之大循环。体外大周天是指人体之气与天地自然之气相互交换。

凡遇各脏之病，即根据各诀行之，不拘时候，大约阳时，不拘以数限。

总之三百六十以应周天之数，尤为神妙。

然修养家又谓肾无泻法，故曰四时①常用嘻，八节②不须吹也。

注

①四时：指四季。

②八节：八节指二十四节气中的八个主要节气，立
　春、春分、立夏、夏至、立秋、秋分、立冬、冬至，
　用以指导汉族民间耕作。

　　又考《四时常摄论》，春，肝气盛者，调
嘘气以利之；夏，心气盛者，调呵气以疏之；
秋，肺气盛者，调呬气以泄之；冬，肾气盛者，
调吹气以呼之。

　　此治于未病之意，不在区区①药石间也。

注

①区区：形容微不足道。

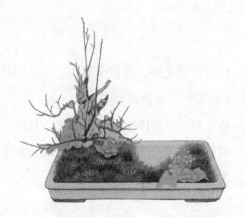

神水滋养法

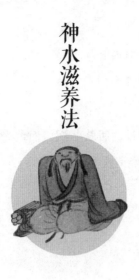

读经典学养生

养生秘旨

YANG
SHENG
MI
ZHI

神水滋养法

吕祖曰：舌上之水，可以活人①，但要知天机潮候②，每日依时下上。

①活人：使人有生气。
②天机潮候：指自然的阴阳变化。

面东静坐，舌抵上颚，自然舌上二窍神水逆流，心液滋合，一如潮涌，充满口颊，上润顶门①，中注五岳②，分作三咽，送下丹田。

79

养生秘旨
读经典 学养生
YANG
SHENG
MI
ZHI

神水滋养法

注

①顶门：指头顶的前部。

②五岳：五官。

行之十日，肌肤莹润，面色光泽，百日功成，永照心经诸疾矣。

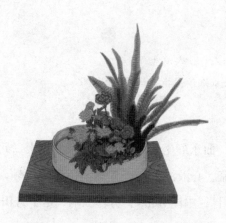

养生秘旨

读经典 学养生

养生秘旨

YANG
SHENG
MI
ZHI

天机潮候

天机潮候

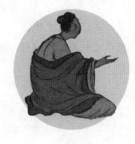

　　初一日子午末。二日丑未初。三日丑未正。四日丑未末。五日寅申正。六日寅申末。七日卯酉初。八日卯酉正。九日辰戌正。十日辰戌末。十一日巳亥初。十二日巳亥正。十三日巳亥末。十四日子丑初。十五日子丑正。十六日子丑末。十七日子午末。十八日丑未初。十九日丑未末。二十日寅申初。廿一日寅申末。廿二日卯酉初。廿三日卯酉正。廿四日卯酉末。廿五日辰戌初。廿六日辰戌末。廿七日巳亥正。廿八日子午初。廿九日子午正。三十日子午末①。盖此时人身

养生秘旨

读经典 学养生

YANG
SHENG
MI
ZHI

天机潮候

气血亦朝②至顶也。

注

①十天干十二地支：甲、乙、丙、丁、戊、己、庚、
辛、壬、癸被称为"十天干"，子、丑、寅、卯、辰、
巳、午、未、申、酉、戌、亥叫作"十二地支"。
两者按固定的顺序互相配合，组成了干支纪法。
②气血亦朝：汇聚。

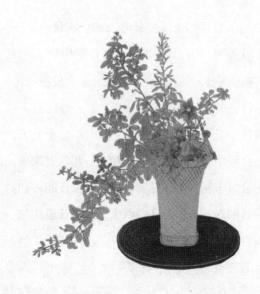

八段导引①法

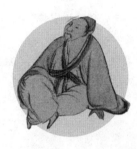

读经典学养生

养生秘旨

YANG
SHENG
MI
ZHI

八段导引法

（亦可却病②，又名八段锦③）

①导引："导"指"导气"，导气令和；"引"指"引体"，引体令柔。导引是我国古代的呼吸运动（导）与肢体运动（引）相结合的一种养生术。

②却病：指消除病痛。

③八段锦：中国古代气功功法，导引术的一种。

闭目冥心①坐，握固静思神。

闭目冥心，总以求静。坐法以左脚后跟曲顶肾根^②下动处，不令精窍漏泄，谓之握固^③。

注

①冥心：泯灭俗念，使心境宁静。

②肾根：会阴处。

③握固：此处指筑基的完成阶段，点滴不漏，精满而不欲，永不起阳时，才算丹基成，此为握固。

八段导引法

叩齿三十六，两手抱昆仑。

头面谓之昆仑。又两手向顶后，数九息，勿令耳闻。

左右鸣天鼓^①，二十四度闻。

移两手心掩两耳，先以第二指压中指，弹击脑后，左右各二十四次。

注

①鸣天鼓："鸣天鼓"是我国流传已久的一种自我按摩保健方法。最早见于邱处机的《颐身集》，原书这样描述"两手掩耳，即以第二指压中指上，用第二指弹脑后两骨做响声，谓之鸣天鼓（可去

风池邪气)"。此法可以起到健肾壮腰的作用，对头晕、健忘、耳鸣等肾虚症状有一定的预防和康复作用。

微摆撼天柱①。

摇头左右顾，肩膊转动，二十四次。

注

①天柱：天柱穴是足太阳膀胱经上的常用腧穴之一，位于颈后区，横平第2颈椎棘突上际，斜方肌外缘凹陷中，在斜方肌起部，深层为头半脊肌；有枕动、静脉；布有枕大神经分支。主治痹证，鼻塞，目痛，癫狂痫，热病。

赤龙搅水精。

赤龙者，舌也。以舌搅口齿并左右颊，待口中津生。

漱津三十六，神水满口匀；一口分三咽，龙行虎自奔。

液为龙，气为虎。

闭气搓手热。

以鼻引清气,闭之少顷,搓手甚急,令热极,鼻中乃徐徐放出气。

背摩后精门。

精门者,腰后外肾也。合手心摩①毕,收手握固。

注

①摩:擦,蹭,接触。

尽此一口气,想火烧脐轮。

闭口气,想用心火下烧丹田,觉热极,即用后法,丹田在脐轮下一寸三分。

左右辘轳转①,两脚放舒伸。

俯首摆撼两肩三十六次,后将两脚放开舒直。

注

①辘轳转:指想象火在丹田处如轮子般转动。

叉手双虚托,低头攀足频。

先叉手相交,向上托空三次,后以两手向

前攀脚心十二次，乃收足端坐。

以候^①逆水上。

喉中津液生，如未生，再用搅水法。

①候：等候。

再漱再吞津；如此三度毕，神水九次吞。

谓再漱三十六，如前口分咽，乃为九也。

咽下汨汨^①响，百脉自调匀；河车搬运讫，
发火遍烧身。

摆肩并身二十四，及再转辘轳二十四次，
想丹田火自下而上遍烧身体，想时口鼻皆闭气
少顷。

①汨汨：形容水流动的声音或样子。

邪魔不敢近，梦寐不能昏；寒暑不能入，
灾病不能侵。

子后午前^①作，造化^②合乾坤，循环次第^③

87

转，八卦④是良因。

注

①子后午前：子时之后午时之前。

②造化：创造化育。

③次第：依次，按顺序。

④八卦：是中国文化的基本哲学概念，八卦的形成
　　源于河图和洛书。所谓八卦就是八个不同的卦相，
　　八卦图传说是由太昊伏羲氏所画制。

　　法①于甲子日夜半子时起首行时。口中不
得出气。唯鼻中微微放清气，每日子后午首
各行一次。

注

①法：以……为规范。

　　然此修仙家能也，凡人事忙，不必拘定，
但一日之中得身闲心静处，便是下手所在，多
寡①随行可也。

注

①多寡：多少。

88

养生秘旨

读经典学养生

YANG
SHENG
MI
ZHI

丹阳祖师回阳固本
十六锭金诀

丹阳祖师回阳固本十六锭金诀

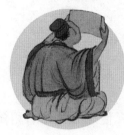

　　一升便提，气气归脐，一降便咽，水火相见。

　　凡修养家，以鼻为天门，以口为地户。地户常闭。天门常开，故此法只以鼻息为候。

　　遇鼻入息曰吸，即便升气，将下部前后着力一提，气气归脐也。

　　遇鼻出息曰降，即便放身自在，徐徐[1]出气，咽津一口，汩然有声，亦以意存送于脐中，乃是一降便咽，水火相见也。

注

[1] 徐徐：速度或节奏缓慢。

盖脐中乃真元所聚之处，真气悉藏于此，原胎息之所也，凡咽纳①之际，若有津液，尤为妙也。

注

①咽纳：吞食接收。

　　一升一降，使气相会，心肾相合，水火相见，所以谓炼成离女液，咽尽坎男精也。

　　如此行之，不计度数，不拘时候，要行即行，要止即止。

　　一身之后，脐轮火炽①，两肾汤煎，腹中气转，如雷之鸣，小便渐减。

　　久而百病皆除，延年益寿矣。

注

①炽：火势炽盛。

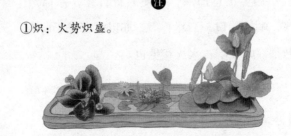

积气生精

读经典学养生

养生秘旨

YANG
SHENG
MI
ZHI

积气生精

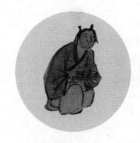

积气生精，不外神气相守之功，虽功同而用则异也。

凡精不足者，与欲开关①者，俱宜用积气生精之功。

①开关：开启，关闭。

凡神气不足者，与开关后者，俱宜用神气相守之功。

91

积气生精

　　若人于酒色财气、思虑过度，耗其精神者，丹田空虚，下元①虚冷无力，入房易败，种子不结不射，宜于玄关②行真息升降。

注

①下元：下焦的元气。

②玄关：指道教内炼中的一个突破关口，道教内炼首先突破方能进入正式。

　　于子后午前，或食少腹虚之际，运机用息，行内呼吸，每于此玄关升呼降吸，为一息，俱会于命蒂①之处。

注

①命蒂：脐带的别称。

　　行真息即生真气，有真气即生真精，是积息正所谓积气也，积气正所谓生精也。

　　何也？真息乃气之阖辟①，真气乃精之父母。

养生秘旨

读经典 学养生

YANG
SHENG
MI
ZHI

积气生精

注

①阖辟：闭合与开启。

故炼士①欲积气生精，须于积息中求之，每节积三十息，咽津一口，共积至十二节。以合周天一年三百六十日之数，数完自觉气满精生矣。

注

①炼士：修炼的人。

行旬日①功，禁欲节劳，保守精气，自有奇验。

注

①旬日：十天，亦指较短的时日。

久久行之，则精气生旺，诸病不生，开关之功全赖①于此。

注

①赖：靠，凭借。

　　凡一节三十息完，生华池神水①一满兑，是验也。

　　若津液不生，功夫不到，必须另为。

注

①华池神水：口水。

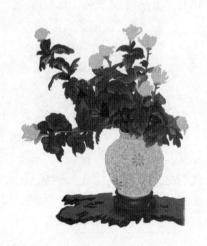

94

炼精化气

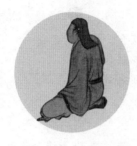

养生秘旨

读经典学养生

YANG
SHENG
MI
ZHI

炼精化气

夫炼精化气[①]，乃逆行法也。

注

①炼精化气：道教术语，又称为百目关、小周天。

其为内丹术筑基气功的第一阶段，即炼精化气，

炼气化神，炼神还虚，炼虚合道。

欲知仙凡之隔，当知顺逆之分。

经曰：顺则成人，逆则成仙是也。

顺行则致一身之气化而为精，是以阳变阴，

乃成人之道也。

　　凡人有所感触而兴起者，或交感①忍而不泄，或梦觉②交而未遗③。

注

①交感：男女交合。
②梦觉：睡梦和醒来。
③遗：不自觉地排泄精液。

　　犯此者，精虽未泄，然念头驰动①，而流珠便欲去人。

注

①驰动：驰，指向往。驰动指向往发生。

　　其精已离各脏腑，奔出于肾，凝聚于阴跷①、会阴②等处矣。

注

①阴跷：阴跷是八脉之一，部位在会阴穴，是采气的关键穴窍。

②会阴：针灸穴位名。位置在外生殖器之后，肛门之前，左右两腿之间。属任脉经。今一般指会阴穴周围部分。

　　由是其精有从溺①出者，有结为悬痈②者，有闭其窍溺不通者，有变为赤白浊③者，有变为淋沥④者，有致遗精不禁者，有凝结为痔漏⑤者，有积久不泄，遂致一溃倾命⑥者。

①溺：排泄小便。后来作"尿"。

②悬痈：中医学病名。一生于会阴处，又名骑马痈。一生于腭上，为初生小儿之症。

③赤白浊：是一种疾病，意思是有湿热下流而致者，病从脾而及肾也。指小便浑浊不清而时并无尿道淋漓涩痛为主要特征的疾病，又称溺浊。

④淋沥：小便滴沥涩痛之证。淋病主证之一。精浊从窍端淋沥不断之证。

⑤痔漏：病名。指痔疮合并肛漏者。痔与漏为见于肛门内外的两种不同形状的疾患。凡肛门内外生有小肉突起为痔。凡孔窍内生管，出水不止者为漏；生于肛门部的为肛漏，又名痔瘘。

⑥一溃倾命：溃指散乱，垮台，溃败，溃退。倾命指丧生。一溃倾命指很快丧生。

97

养生秘旨

读经典 学养生

YANG
SHENG
MI
ZHI

炼精化气

种种遗患，难以尽举。仙翁所以怜悯世人，立此炼精化气之法，以却^①其病，以延其年。

注

①却：去除。

非大有福缘者，不能遇此。须要知其聚精当为何时，及其炼精为何功耳。

如前云感触兴起、交媾^①不泄、梦交未遗者，非所谓聚精之时耶？

注

①交媾（gòu）：性交，交配，贬义词，通常指动物之间的性活动，媾和行为，交和的生理活动。

此时能根据法行炼精化气法十余转，则运所聚之精悉化为气，又何有疾患哉？

久久行时，则能使精元完固而可无漏矣。此炼精化气之法，人实难明其义。

譬精犹水泽也，能以法运精使升，不犹地气腾其水泽为云雾乎？

气升作甘津降下中黄[1]，不犹云腾化作甘津以敷九野[2]乎？

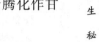

读经典学养生

养生秘旨

YANG SHENG MI ZHI

炼精化气

注

① 中黄：指人体的横膈膜。

② 九野：九宫之方位，即东、西、南、北四方，东南、西南、东北、西北四隅及中央。此处指全身各处。

精出于肾，止聚于一处，到此复上泥丸，降下中黄，则散于一身四大矣。《易》所谓黄中通理是也。

诀曰：平气定其息，以手握龙身[1]，鼻息用力提，龙神往上奔。

注

① 龙身：指龙的身躯。此处指人的身体。

神龙归大海，阴跷上暂停，自南转北去，须臾[1]到命门[2]。

养生秘旨

读经典 学养生

养生秘旨

YANG
SHENG
MI
ZHI

炼精化气

注

①须臾：片刻，形容时间短，不久。

②命门：中医学中人体的一个重要组成部分，包含
　两层含义，一是指肾脏（即左肾右命门之说），
　二是指督脉命门穴。

　　驾起我白驹，挽着辘轳行，夹脊①三关过，
曹溪上太清。

注

①夹脊：夹脊穴为经外奇穴之一，亦称华佗穴、华
　佗夹脊穴、佗脊、脊旁等。位于背部脊椎两旁，
　调节脏腑功能。

　　兴云布甘雨，阵阵落黄庭①，行此运气法，
百病不来侵。

注

①黄庭：指《黄庭经》，为道家经典。

炼士请细玩之，乃有得^①也。

注

①乃有得：获取，接受。

读经典学养生

养生秘旨

YANG
SHENG
MI
ZHI

炼精化气

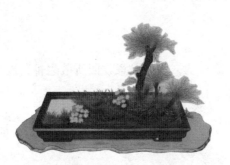

养生秘旨
读经典 学养生

YANG
SHENG
MI
ZHI

仙师口诀

仙师口诀

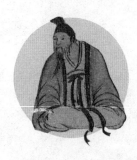

凡视听言动①，皆我神也。

①视听言动：视听，指见闻。言动，指言行。视听
言动指见闻和言行。

欲行功，须先以意收回所散之神，次聚内
外两肾中间之气。

常兜[1]二子向上，一遇阳生，即以左手中指掩马口[2]，右手双指紧抵阴蹻[3]穴，随怒目切牙，吸鼻，咽气一口，驼腰憋腹，着力提搐[4]入泓池[5]水内。

注

[1]兜：做成兜形把东西拢住。

[2]马口：指尿道口。

[3]阴蹻：阴蹻是八脉之一，部位在会阴穴，是采气的关键穴窍。

[4]提搐：提，指引领。搐，指牵动，抽缩，机体受刺激而收缩。提搐指引领身体的抽动。

[5]泓池：指湖塘。

瞑目[1]端坐，习静调息，息息归根，务令纯熟。

注

[1]瞑目：闭上眼睛。

又加导引按摩，吹吁呼吸，如有津液，漱咽下丹田。此乃筑基[1]炼己之法也。

养生秘旨

读经典 学养生

养生秘旨

YANG
SHENG
MI
ZHI

仙师口诀

注

①筑基：打地基，打基础。

凡行坐动，须从缓缓，若存若忘，不可急忙取效，所谓急则反受其敌①也。

注

①敌：抵挡。

迨夫①调弄习惯，则放去收来多由得我矣。

注

①迨夫：迨，指等到，达到。夫，句中语气词。

每泓池中水火相见了，鼻中重吸一吸，咽气一口，则津液心火都下入丹田。

咽时即搐外肾①，便津气汨汨有声，然后徐徐稍放出气，如此谓之一次，少停再行。

注

①搐外肾：搐，指牵动，抽缩，机体受刺激而收缩。外肾，指男子外生殖器的统称。搐外肾指生殖器

官抽动收缩。

或略睡便起，不必拘于时候，要在次第[①]行之。

注

①次第：顷刻，转眼。

初次行一九，次七加之二九，至三九四九，数多为妙。

然亦不可执定数目，恐劳神耳。

已上法行之一年，则下田自实，第二年方可运用河车[①]法。

注

①河车：金丹学术语。指两肾所蕴藏的"水府真一之气"。因为两肾一左一右，好像日月周转，又好像两个轮子的配合运动，所以有"河车"之名。

读经典 学养生

养生秘旨

YANG
SHENG
MI
ZHI

仙师口诀

若神气充溢于四肢，津液流通于上下，谓之水火既济。

使阴阳交媾于丹田之内，后行河车转运，使真气循环于一身之间。

必须宁神定息静坐，先搅左关二十四，后搅右关二十四，次搅双关二十四。

左右两膊，一前一后，更换相扇，共四十八。左右歪肩，共四十八。

左右手屈伸二十四。顾左肩一十四，右肩一十四，仰头一十四，点头一十四。

正立起，以手扶物，左脚屈伸二十四，右脚屈伸二十四。

鞠躬，左右手舞足蹈二十四。

将身向前凹脊，两手握固，大搅双关二十四。

行毕少坐，方可起身。

盖凡漱炼津液，为生心汞。汞为神水，炼至华池皆化为铅，一意常照泓池水中，乃两肾中间。

肾生精，精化气。气者，大也。为聚火烧丹，每于子午卯酉四正时，可常叩齿集神炼之。

液在下田则化为气。一见金精①发现时，便当肘后飞炼②，一撞三关③，逆流直上，气冲泥丸，如戽水④相似。

①金精：指内丹。

②飞炼：谓去除丹砂中的杂质以炼丹。

③三关：尾闾为第一关，次夹脊为中关，玉枕为三关。

④戽（hù）水：汲水灌田。

凡定中药生，急急采之，肘后飞过，先过尾闾①为第一关，次夹脊②为中关，玉枕③为三关。

①尾闾：传说中海水所归之处。后比喻事物归宿或倾泄之所。

②夹脊：夹脊穴为经外奇穴之一，亦称华佗穴、华佗夹脊穴、佗脊、脊旁等。位于背部脊椎两旁，调节脏腑功能。

③玉枕：玉，金性器物，肺金之气也。枕，头与枕接触之部位，言穴所在的位置也。该穴名意指膀胱经气血在此化为凉湿水气。本穴物质为络却穴

传来的寒湿水气与天柱穴传来的强劲风气，至本穴后汇合而成天部的凉湿水气，其性表现出肺金的秋凉特征，故名。

要闭塞①两耳，耳乃肾之门户，勿使走泄。头顶紧缩，着力提，过尾闾②，有九窍③，上有四十二骨节，直透泥丸④，犹日月之飞腾黄道也。

注

①闭塞：堵塞。

②尾闾：传说中海水所归之处。后比喻事物归宿或倾泄之所。

③九窍：指人体的两眼、两耳、两鼻孔、口、前阴尿道和后阴肛门。

④泥丸：道教语。脑神的别名。道教以人体为小天地，各部分皆赋以神名，称脑神为精根，字泥丸。

第二关，如前法提起，飞过夹脊二窍。

第三关，复如前法提起，飞过玉枕，有九窍。

然此关颇难开，须闭息令紧，以大白牛车力如礼打之状，亦不能放。

头顶气从肾中生，从夹脊直透上脑，其时药物都从顶门过。

须臾觉脑门如火热且重，即缓缓抬身，徐徐放气，自明堂①两眉间飞下，即吞入腹中，解化为水。

①明堂：道教称两眉之间为天门，入内一寸为明堂。

经洞房①，入黄庭②，渐渐变成黄芽矣。

①洞房：道教养生之道中所指的人体的一个穴位。
②黄庭：即喻指道家内修功夫的中空现象。此处指全身。

近有修真之士，不得真诀，未能聚火，未能炼铅，丹田无药，下手便行搬运周天火候，妄致气血奔驰，虚阳冲脑，令人头晕目眩、耳聋、鼻流清涕，岂不深可惜哉？

正所谓腹内若无真种，犹将水火煮空铛①耳。

注

①铛：烙饼或做菜用的平底浅锅。

诀云：按巽骨①，攀心窍，此中消息②谁知道，牙关咬定是秘传，从此元神入怀抱。

注

①巽骨：巽为木，肝属木，所以巽在人体代表肝。本义为（一起）辅助、（合共）翼辅。巽骨，指辅助性的骨肉。

②消息：奥妙，真谛。

此盖不用心，而以手行火候，正无为之工夫也。

用左手按尾闾①，尾闾即巽骨也。右手行火候，火候即周天火也。

注

①尾闾：经穴名，长强穴别称，位于尾骨尖与肛门中点。

如斗柄①之指十二辰，而心不动，至静中不知身之为我，我之有身。

注

①斗柄：北斗柄。指北斗的第五至第七星，即衡、开泰、摇光。北斗，第一至第四星象斗，第五至第七星象柄。

真液下咽，汩汩有声，每滴有一铢①，以二十四铢为进一两，水应坤策②也。

注

①铢：古代重量单位，二十四铢等于旧制一两。
②坤策：八卦中水应坤位，在数为二十四。

此只是八口，紫阳师云：口八八刀。

盖指每灌漱津液，一口分三咽，咽之有声，

养生秘旨

读经典 学养生

YANG
SHENG
MI
ZHI

仙师口诀

止八口也。

　　定中胎息自动，情极而嘘，如春池龟息[1]，动三十六为进一两，火应乾策[2]也。

注

①春池龟息：龟息，道教语。谓呼吸调息如龟，不饮不食而能长生。一说，以为龟睡时，气由耳出，因此长生。春池龟息，指像春季时池塘里的乌龟那样调息，气息悠长。

②乾策：八卦中火应乾位，在数为三十六。

　　一抽一添，一进一退，乃为周天火候，正所谓周天息数微微数，玉漏寒声滴滴符。

　　如此行持，不记年月，直待脱胎神化[1]，方为了当[2]。

注

①脱胎神化：脱胎，道教语。谓脱去凡胎。神化，指变化为神。脱胎神化指脱去凡胎，变化为神。

②当：完毕，停当。

读经典学养生

养生秘旨

YANG
SHENG
MI
ZHI

日用经

日用经

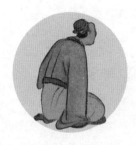

饮食有节，脾土^①不泄。

①脾土：即脾脏。中医学以五行之说释五脏，脾属土，故称。

调息寡言，肺金^①自全。

①肺金：即肺。中医学以五行之说释五脏，肺属金，故称。

养生秘旨
读经典 学养生

YANG
SHENG
MI
ZHI

日用经

动静以敬，心火^①自定。

注

①心火：即心。中医学以五行之说释五脏，心属火，故称。

宠辱不惊，肝木^①以宁。

注

①肝木：即肝。中医学以五行之说释五脏，肝属木，故称。

恬然无欲，肾水^①自足。

注

①肾水：即肾脏。中医学以五行之说释五脏，肾属水，故称。中医学中亦指肾中所藏的阴精。

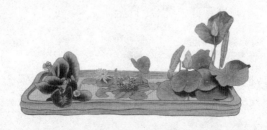

固精法

读经典学养生

养生秘旨

YANG
SHENG
MI
ZHI

固精法

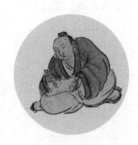

人生之精，每生于子时。

此时盘膝正坐，手齿俱固，先提玉茎^①如忍小便状，鼻即收气有声，直至丹田始满，口始微微放气。

①玉茎：指阴茎。

一放一收，要想脐中出入，每行七次。

或阳举^①，亦以此法行，自倒矣。

注

①阳举：阴茎勃起。

收气宜长而洪，放气宜微而缓。

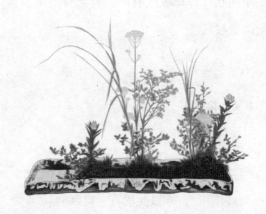

运气法

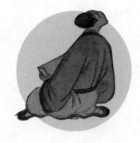

读经典 学养生

养生秘旨

YANG
SHENG
MI
ZHI

运气法

凡运气，必先提谷道①如忍大便状，鼻即收气。

注

①谷道：肛门。

存想从背脊逆上泥丸①，注意②顷之，鼻方放气，即想下归丹田。

养生秘旨

读经典 学养生

养生经典

YANG
SHENG
MI
ZHI

运气法

注

①泥丸：道教语。脑神的别名。道教以人体为小天地，各部分皆赋以神名。称脑神为精根，字泥丸。

②注意：留意。谓把心神集中在某一方面。

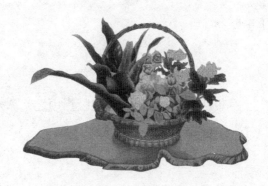

健脾胃法

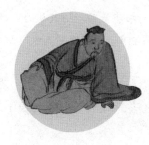

《内经》云：人身背项下七节之旁，内有小心。

小心者，命门^①也，男子藏精，女子系胞^②，常借胃土之功，胃弱则不能振精。

注

①命门：一说命门即右肾，另一说两肾都称命门。

②系胞：与胞脉相系。

精者，五谷之华，凡不寐^①、多思、手心热耳鸣、目眩诸火症，皆相火^②也。

养生秘旨

读经典 学养生

YANG
SHENG
MI
ZHI

健脾胃法

注

①不寐：翻来复去，睡不着觉。形容心里有所思念
　或心事重重。

②相火：和"君火"（心火）相对而言，一般指肝
　肾的相火。君火与相火相互配合，以温养脏腑，
　推动人体的功能活动。一般认为，肝、胆、肾、
　三焦均内寄相火，而其根则在命门。

　　治之之法，一搓一兜，左右换手，九九数足，
真精不走。

　　一日之内，辰戌丑未四时，食后净室端坐，
鼻收气闭住，左手将外肾①连囊向上紧兜，右
手在脐之上，心之下，用力横搓。

　　默数三十遍，气急，口作嘻字吐出，调息
再行，如此九次。

　　却换右手兜，左手搓，亦九次。久行脾胃
大健，精力强壮，饮食多进。

注

①外肾：即睾丸，中医学中称之为外肾，人体器官名，
　是男性产生精子的地方，是男性生殖器官，是男
　女性别区分的重要依据之一。

翻江倒海法

读经典学养生

养生秘旨

YANG
SHENG
MI
ZHI

翻江倒海法

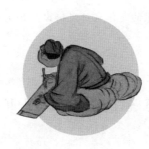

昔人谓大饱则脏气不流通，因生众疾，故中年人以节①饮食为本。

注

①节：限制，节制。

又云食取补气，不饥则已，过饱而以药物消化，尤伤和气。

只须闭口，用脐下转气，左七右八，名为

121

翻江倒海，如此不计遍数，自然嗳气[1]，而饱者宽矣。

注

[1]嗳气：胃里的气体从口里排出，并发出声音。通称打嗝儿。

又直下一口气，名为凿山开道，用之大验[1]。

东坡云：脾胃恶湿，水饮宜少，脾胃恶寒，生冷宜节。

注

[1]大验：显著的效验。

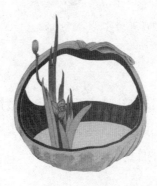

泻命门大法

读经典学养生

养生秘旨

YANG
SHENG
MI
ZHI

泻命门大法

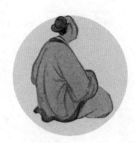

戌亥二时，上床仰卧，枕高四指[1]，四肢宜伸，以鼻收气于右肾，火从口中嘻出，默数百次。

注

[1]四指：四个手指并拢的长度。

却以右肋着席卧，蜷两足，钩两腿，一手掩脐，一手掩外肾。

123

养生秘旨

读经典 学养生

YANG
SHENG
MI
ZHI

泻命门大法

古人云：三焦须是卧嘻行。

又云：睡如猫，精不逃，睡如狗，精不走。是为养元之大法也。

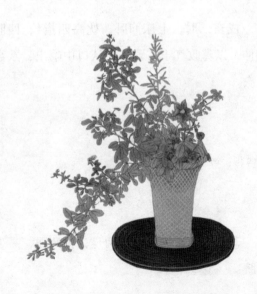

擦肾腧治频诩法

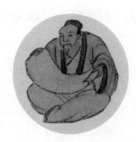

老年夜起频诩①，亦一病也。

昔林某频诩，一道人教以擦肾法。

注

①诩（xǔ）：治尿频。

每卧时坐床垂足，解衣闭气，舌柱①上腭，目视顶，提谷道，以手擦两肾腧穴各三十六，少息，至四十九、至八十一。

养生秘旨

读经典 学养生

YANG
SHENG
MI
ZHI

擦肾腧治
频讷法

①柱：像柱子一样立着。

多多益善，行之旬日^①，果称奇妙。

①日：十天。亦指较短的时日。

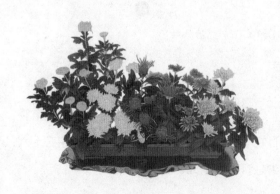

擦涌泉穴令腰足轻快法

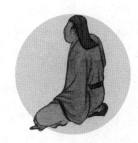

养生秘旨

读经典学养生

YANG
SHENG
MI
ZHI

擦涌泉穴令腰足轻快法

每日趺坐，两足相向，闭目握固，缩谷道，一手扳足趾，一手擦摩足心，至极妙，少息，再行，日五六度。能令步履②轻捷。

注

①趺：佛教徒盘腿端坐的姿势。

②履：行走。

昔欧文忠晚年患足疮，痛不可忍，得此法，用之三日而愈。

盖此穴在足心，湿气皆从此入也。

睡诀

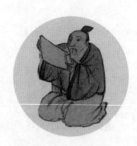

卧时必须蜷足、侧睡，以敛其形，若仰卧则神荡[1]矣。

注

[1]荡：摇动。

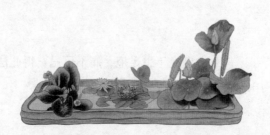

固手指诀

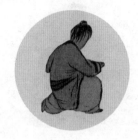

　　手不固，则心血不生。若行功时，必须将大拇指捏在四指根间，握固而定。

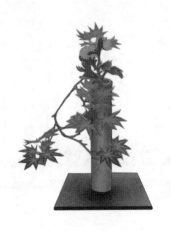

固齿诀

养生秘旨

读经典 学养生

YANG
SHENG
MI
ZHI

固齿诀

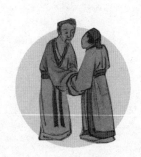

　　齿不固，则经络不通。若行功时，必须口紧闭，牙齿着实咬定，而不可放也。

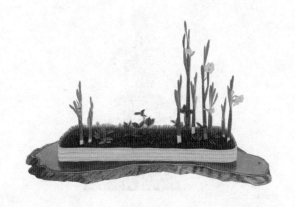

舌诀

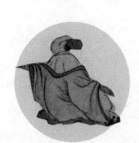

行功时必要舌抵上腭，则舌下玄膺穴开矣。

注

①玄膺：道教指咽头和喉头的中央部位。

此穴开，真气可流通于周身百节，若闭无益。

注

①节：泛指全身关节。

坐诀

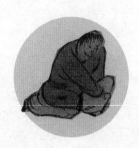

身必正，头必直，背脊如铁柱，盘膝端坐，以眼垂帘①，观鼻、观脐。

注

①垂帘：指垂下的帘子。此处指目睛微阖。

如身屈曲、头缩，气即不能通矣。

眼诀

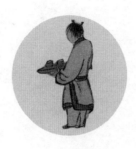

坐时开眼，则神不聚，须宜闭之。

或想上下左右，则将瞳神^①向之便是。

倘修大道眼要垂帘，养病必要闭目藏神，

方为有益。

注

① 瞳神：泛指瞳孔及目珠内各种组织。如神水、黄精、
神膏、视衣等。瞳神一词见《证治准绳·杂病》，
又名瞳子、瞳人、瞳仁、金井、眸等。瞳神内应于肾，
为五轮中之水轮，肝肾同源，故瞳神病常与肝肾
有关。

漱唾诀

行功时将舌抵上腭，舐①久则生津，津生则漱之。

漱之则咽下四分，留下六分，以俟火炎而润下。

如平常时，漱津满口，分为三咽，汩然有声而下，不必存留。

注

①舐（shì）：舔。

抚摩诀

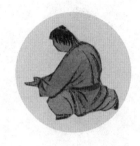

身不抚摩[1]，则气不通畅。

于清晨将两手搓热，将头面并夹脊、肾腧擦极热便止。自然周身畅快而多益矣。

注

①摩：指按摩。

养生秘旨

读经典 学养生

YANG
SHENG
MI
ZHI

摆身诀

摆身诀

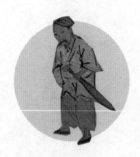

饮食后，将两手搓热，于脾胃间抚摩。

再将两手握拳，绞固于胸前，横摆腰间七次，左右转腹亦各七次，须臾胃运而食消矣。

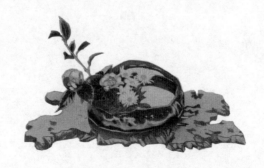

运手诀

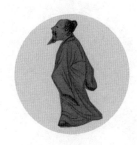

手不运，则手肢不遂^①。

注

① 不遂：不顺利，不灵便。

每朝将左右手把手前骭^①绞扭，不计遍数。

或在热面水内把手骭绞扭更妙，使老年再不手抖。日日为之，不可间断。

注

①前骱（jiè）：骱，方言。骨节与骨节相衔接处。
今吴方言谓骨节脱臼为"脱骱"。

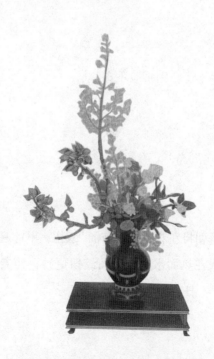

运足诀

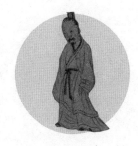

读经典学养生

养生秘旨

YANG
SHENG
MI
ZHI

运足诀

足不运，则足力不健。

行步时须将脚丢如踢球状，如此时常行百数步，则足力永健旺矣。

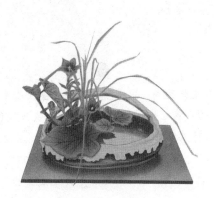

养生秘旨

读经典 学养生

养生秘旨

YANG
SHENG
MI
ZHI

去汗诀

去汗诀

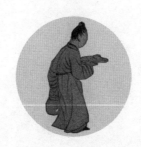

客汗不发，其邪气不得出，正气不能扶，而疾难奏功。

倘遇病，如疯痨蛊胀痈嗝①等症，必须发大汗三日方妙。

注

①疯痨蛊胀痈嗝：中医学认为风的特点是善行而数变，为百病之长，无论寒湿热都可以夹风侵袭人体，临床特点呈游走性，如风湿走窜疼痛。痨一般指肺痨了，是传染病，痨是痨虫，后期以肺阴虚为主。蛊胀，寄生虫如血吸虫等引起臌胀称"虫臌"，

又称蛊胀"，或简称"蛊"。指腹部膨大如鼓，可能是水饮，水湿不化。痈是多个相邻的毛囊及其所属皮脂腺或汗腺的急性化脓性感染，或由多个疖融合而成。中医学称为疽。颈部痈俗称"对口疮"，背部底部开始。噎，气逆作声。指吞咽食物困难，甚至吞不下。

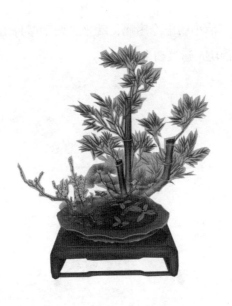

养生秘旨

读经典 学养生

YANG
SHENG
MI
ZHI

暖丹田诀

暖丹田诀

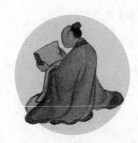

治小肠虚冷疼痛，端坐，两手摩丹田，闭息行功，运气四十九口。

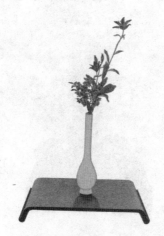

三不动诀

养生秘旨

读经典 学养生

YANG
SHENG
MI
ZHI

三不动诀

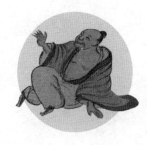

　　肾不动，精全；身不动，气全；心不动，神全。三圆三全，自然成仙。

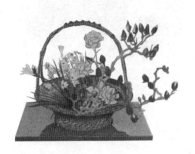

养生秘旨

读经典　学养生

YANG
SHENG
MI
ZHI

三满诀

三满诀

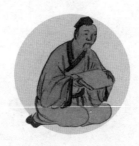

精满不思色，气满不思食，神满不思睡。

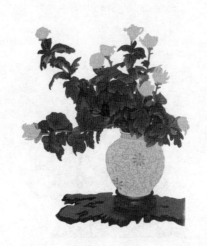

四大忌

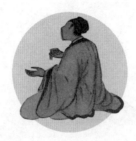

养生秘旨

读经典学养生

YANG
SHENG
MI
ZHI

四大忌

一年之忌，不可过劳、大怒；一月之忌，不可大醉；一日之忌，不可过饱；终身之忌，不可清晨时常受气。

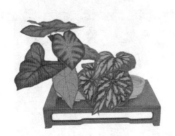

养生秘旨
读经典 学养生

YANG
SHENG
MI
ZHI

四少诀

四少诀

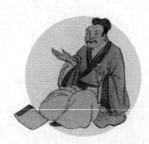

　　口中要言少，心头要事少，肚里要食少，晚间要睡少。

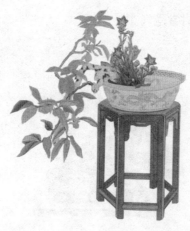

洗眼方

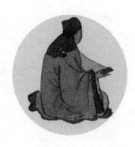

养生秘旨

读经典学养生

YANG
SHENG
MI
ZHI

洗眼方

用皮硝①六钱，清河水一碗煎七分，每次带热洗七次，每日照前，一年之后，瞳目光明矣。

①皮硝：中药名。具有泻下通便、润燥软坚、清火消肿之功效。常用于实热积滞、腹满胀痛、大便燥结、肠痈肿痛等病症的治疗；外治乳痈、痔疮肿痛。

洗眼
方

洗眼日期

正月初五日，二月初一日，三月初四日，

五月初六日，六月初四日，七月初二日，八月

初一日，九月初三日，十一月初六日，十二月

初五日，四、十两月不洗。

光绪十九年手录

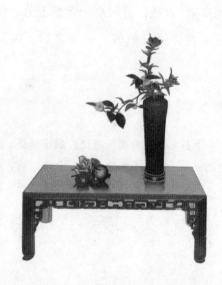